BEI GRIN MACHT SICH IHP WISSEN BEZAHLT

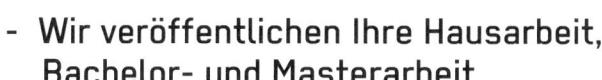

- Wir veröffentlichen Ihre Hausarbeit, Bachelor- und Masterarbeit

- Ihr eigenes eBook und Buch - weltweit in allen wichtigen Shops

- Verdienen Sie an jedem Verkauf

Jetzt bei www.GRIN.com hochladen und kostenlos publizieren

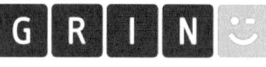

Bibliografische Information der Deutschen Nationalbibliothek:

Die Deutsche Bibliothek verzeichnet diese Publikation in der Deutschen National-bibliografie; detaillierte bibliografische Daten sind im Internet über http://dnb.d-nb.de/ abrufbar.

Dieses Werk sowie alle darin enthaltenen einzelnen Beiträge und Abbildungen sind urheberrechtlich geschützt. Jede Verwertung, die nicht ausdrücklich vom Urheberrechtsschutz zugelassen ist, bedarf der vorherigen Zustimmung des Verla-ges. Das gilt insbesondere für Vervielfältigungen, Bearbeitungen, Übersetzungen, Mikroverfilmungen, Auswertungen durch Datenbanken und für die Einspeicherung und Verarbeitung in elektronische Systeme. Alle Rechte, auch die des auszugsweisen Nachdrucks, der fotomechanischen Wiedergabe (einschließlich Mikrokopie) sowie der Auswertung durch Datenbanken oder ähnliche Einrichtungen, vorbehalten.

Impressum:

Copyright © 2015 GRIN Verlag, Open Publishing GmbH
Druck und Bindung: Books on Demand GmbH, Norderstedt Germany
ISBN: 9783668250796

Marcello Marongiu

Analyse und kritische Auseinandersetzung mit den Handlungsempfehlungen für Notfallsanitäter (Baden-Württemberg)

GRIN Verlag

Marcello Marongiu
Hausarbeit

Analyse und kritische Auseinandersetzung mit
den Handlungsempfehlungen
für Notfallsanitäter (Baden- Württemberg)

Inhalt

Einleitung

Seit dem 01.01.2014 ist das Notfallsanitätergesetz in Kraft getreten.

In Baden Württemberg sind auf Landesebene, das Ausbildungscurriculum, Lehrplan und die Handlungsempfehlungen, von einen Expertengremium bestehend aus Vertretern des Innenministerium, Regierungspräsidium, alle anerkannten Rettungsdienstschulen und Hilfsorganisationen , erarbeitet worden und vom Sozialministerium herausgegeben worden.

In dem vom Gesetz beschriebenen Ausbildungsziele werden insbesondere die eigenverantwortliche Durchführung medizinischer Maßnahmen im Notfalleinsatz und die eigenständige Durchführung von heilkundlichen Maßnahmen beschrieben.

Die Handlungsempfehlungen bilden hier einen Leitfaden mit möglichen Handlungsabläufen, an denen sich der Notfallsanitäter halten kann.

Diese beschreiben einen möglichen Rahmen der Handlungen des Notfallsanitäters im Einsatz wobei sie nicht als fix zu betrachten sind, sondern flexibel in ihrer Auslegung, so dass größere Spielräume verbleiben und somit auch eine umfangreichere Kompetenz zugestanden wird.

Das Festschreiben der Kompetenzen für Notfallsanitäter führt wiederum zur Handlungsverpflichtung gegenüber den Patient.

Eine Häufung an Haftungsansprüche wäre die Folge, wenn die Notfallsanitäter sich nicht an die Vorgaben halten und den Rahmen ihres Dürfens oder Müssens nicht ausschöpfen oder wenn vorhersehbare Komplikationen mit Gesundheitsschädigende Folgen für die Patienten nicht berücksichtigen und beherrschen.

Aus der verschärften Haftung, die nicht mehr vergleichbar ist mit der des „alten" Rettungsassistenten, folgt auch die Bedeutung der Handlungsempfehlungen.

Eine weitere Frage die auf jeden Fall geklärt werden sollte ist die Stellung der Handlungsempfehlungen zu den Leitlinien der Fachgesellschaften.

Diesbezüglich kann man von vorneherein behaupten dass die Leitlinien aus der Erfahrung sich herauskristallisiert haben, daher empirisch und mindestens zum Teil nachgewiesen sind, während die Handlungsempfehlungen diese Merkmale nicht immer garantiert aufweisen.

Folglich sind Leitlinien gegenüber den Handlungsempfehlungen vorrangig ein zu stufen, die im Falle vom Baden Württembergischen Sozialministerium herausgegeben Empfehlungen für Notfallsanitäter, doch in einigen Punkten von den Leitlinien abweichen.

Mit den oben genannten doch frischen Handlungsempfehlungen BW tauchen einige Probleme und Fragen auf mit welchen der zukünftige Notfallsanitäter, während der Ausübung seines Berufs, konfrontiert wird.

Besonders bei der Beantwortung dieser Fragen ist es interessant und wichtig mögliche Lösungen oder Lösungsansätze zu erarbeiten und in der Praxis umzusetzen.

Folgende Probleme/ Fragen werden wie folgt analysiert:

A. Die Handlungsempfehlungen betreffen nicht die Behandlung aller Krankheits- Verletzungs-bilder sondern nur einer ausgewählten Gruppe.

Die anzuwendenden Medikamente sind in den Handlungsempfehlungen zwar eingebettet und immer einen Leitsymptom oder Krankheits- Verletzungsbild zugeordnet.

Außerhalb der o.g. Gruppe ist nicht geklärt wie die Medikamentengabe zu erfolgen ist.

B. Analyse über die Aufnahme der Morphin Gabe in den Handlungsempfehlungen Baden Württemberg der fraglichen Rechtssicherheit und ein kritischer Vergleich mit unterschiedli-chen möglichen Lösungen.

C. Die Behandlungsabläufe bestimmter Erkrankungs- und Verletzungsbilder (laut Handlungs-empfehlungen für Notfallsanitäter in Baden Württemberg) weichen zum Teil ab von Internationalen oder Nationalen Leitlinien der Fachgesellschaften.

Der Notfallsanitäter zwischen Leinlinien und Handlungsempfehlungen.

Hauptteil

Zu A.: Die Handlungsempfehlungen betreffen nur die Behandlung gewisser Krankheits- Verletzungsbilder.

Die anzuwendenden Medikamente sind in den Handlungsempfehlungen zwar eingebettet jedoch nicht in eine eigenen Handlungsablauf aufgenommen so dass für die Gabe und Auswahl des Medikaments keinen bestimmten Handlungsablauf vorgeschlagen wird.

Diese Medikamentengabe nach Handlungsempfehlungen Baden Württemberg ist immer im ABCDE Versorgungsschema für das jeweilige Krankheits- Verletzungsbild eingebettet, so dass eine Gabe im Fall eines Krankheits- oder Verletzungsbildes welches nicht beschrieben wird, keiner Vorgabe unterliegt und somit entweder aus den bestehenden abgeleitet oder andere Leitlinien herangezogen werden müssen.

Eine Handlung außerhalb von bestehenden Leitlinien ist nicht empfehlenswert, da der Notfallsanitäter rechtlich zur Haftung herangezogen werden kann falls im Rahmen eines Einsatzes Komplikationen mit Folgen entstehen.

Hier begibt sich der Notfallsanitäter rechtlich gesehen auf unbekanntes Terrain, da im Falle einer möglichen Komplikation durch die Medikamentengabe, fraglich ist wie die Rechtsprechung entscheiden würde.

Hier würde die Indikationsstellung analysiert werden und ob die Vorbereitung (Aufklärung, Allergien Abfrage,) auf die Gabe und die Gabe selbst Lege Artis erfolgt ist.

Der Ausgang eines solchen Verfahrens wäre trotzdem unvorhersehbar.

Diese Problemstellung hat der Kreis Steinfurt gelöst indem es für ausgewählte Medikamente Handlungsempfehlungen herausgegeben hat die auf jegliche Krankheits- Verletzungsbilderbilder anwendbar sind, auch wenn diese nicht gesondert in den Empfehlungen beschrieben worden sind.

Ein Beispiel für diese Problemstellung ist der Einsatz von Analgetika bei Verbrennungen, einen Verletzungsbild welches in den BW Handlungsempfehlungen nicht beschrieben worden ist.

Hier wird der Notfallsanitäter mit der Situation konfrontiert, ein Analgetikum geben zu müssen, ohne sich auf die Handlungsempfehlungen Baden Württemberg stützen zu dürfen.

In den Handlungsempfehlungen Kreis Steinfurt[1] wird Ketanest - Dormicum als eigenständigen Algorithmus beschrieben, ohne speziellen Bezug auf einen Krankheits- Verletzungsbild.

---

[1] Steinfurt Dr. Karl-Heinz Fuchs (23.April 2015)Algorithmen zur Notfallversorgung Abgerufen am 19.Okt.2015vom https://www.kreissteinfurt.de

Vergleichbare Handlungsempfehlungen für Analgetika sind in den Algorithmen des Landes Niedersachsen[2] wieder zu finden, hier wurde sogar ein Algorithmus für die Morphingabe in den Handlungsempfehlungen aufgenommen.

Solche Handlungsabläufe schließen die Lücke und bieten somit eine größere Sicherheit für den Notfallsanitäter.

Zu B: Analyse über die Aufnahme der Morphin Gabe in den Handlungsempfehlungen Baden Württemberg der fraglichen Rechtssicherheit und ein kritischer Vergleich mit unterschiedlichen möglichen Lösungen.

Die Handlungsempfehlungen Baden Württemberg sehen bei starken Schmerzzuständen die Gabe von Morphin durch den Notfallsanitäter vor.

Morphin ist somit in den Handlungsabläufen eingebettet und fester Bestandteil der der Versorgung durch die Notfallsanitäter.

Eine Umsetzung in die Praxis ist im Stadt und Landkreis Karlsruhe noch nicht erfolgt.

Andere Kreise/Länder, wie zum Beispiel die Rettungsdienst-Kooperation in Schleswig-Holstein[3] haben diesen Schritt schon gemacht und setzen es schon um.

Weitere Kreise, siehe Kreis Steinfurt haben den Algorithmus für die Morphingabe[4] zwar erstellt, jedoch nachträglich dann aus den Empfehlungen gestrichen und gleichzeitig die

Ketanest – Dormicumgabe als Algorithmus erstellt und aufgenommen.

Interessant an dieser Stelle erscheint die Tatsache dass mit den Algorithmen auch eine Vergleichstabelle[5] in den Empfehlungen aufgenommen worden ist, welche die Kontraindikationen und unerwünschten Wirkungen der genannten und zwei weiterer (Metamizol, Paracetamol[6]) in der Analgesie eingesetzte Medikamente, darstellt.

Ungeachtet der Tatsache das die Morphin ,Metamizol und Paracetamol Algorithmen (vom Kreis Steinfurt) von den empfohlenen gestrichen worden sind, erscheinen diese drei mögliche

[2] Kultusministerium / Landesschulbehörde / Landesausschuss Rettungsdienst Niedersachsen(2015) DRK Rettungsdienstschule Niedersachsen . Kultusministerium Sachsen (Hrsg), abgerufen am 19.Oktober 2015 von http:// www.Rettungsschule.de/unser Kursangebot/Ausbildung/Notfallsanitäter.

[3] S+K Verlag (hrsg)(31.08.15) Autor nicht angegeben, abgerufen am 11.10.2015 http://www.skverlag.de/rettungsdienst/meldung/newsartikel/rkish-beginnt-mit-morphin-gabe-durch-den-rettungsdienst.html

[4] Steinfurt Dr. Karl-Heinz Fuchs (23.April 2015) Algorithmus 24e ,Algorithmen zur Notfallversorgung, , Abgerufen am 19.Okt.2015vom https://www.kreissteinfurt.de

[5] Steinfurt Dr. Karl-Heinz Fuchs (23.April 2015) Algorithmus 24g ,Algorithmen zur Notfallversorgung, , Abgerufen am 19.Okt.2015vom https://www.kreissteinfurt.de

[6] Steinfurt Dr. Karl-Heinz Fuchs (23.April 2015) Algorithmus 24b und 24c ,Algorithmen zur Notfallversorgung, , Abgerufen am 19.Okt.2015vom https://www.kreissteinfurt.de

Wege der Analgesie eine Lösung zu sein, die in Betracht genommen werden sollte, damit der Notfallsanitäter zukünftig auch individuell und Situationsabhängig handeln kann.

Noch nicht ganz geklärt ist die Morphingabe aus rechtlicher Sicht, zwar hat das Bundesgesundheitsministerium[7] für die Aufnahme der Morphin Gabe in der Medikamentenkatalog „invasive Maßnahmen durch Notfallsanitäter" grünes Licht gegeben, jedoch scheinen viele Juristen Zweifel zu habe ob die Morphin Gabe durch den Notfallsanitäter rechtens sei.

Der Rechtsanwalt Dr. Andreas Staufer analysiert in eine Stellungnahme[8] die Umsetzung der Anwendung von Morphin durch den Notfallsanitäter, durchgeführt am 01.09.2015 durch die Rettungsdienst-Kooperation in Schleswig –Holstein.

In dieser Analyse bezweifelt er die Kompatibilität der Morphin Gabe durch nichtärztliches Personal (Notfallsanitäter) mit dem § 12 BtMG welches die Morphin Abgabe regelt.

Er beruft sich auf die Tatsache dass die Morphin Abgabe nur durch einen äußerst eingeschränkten Personenkreis erfolgen darf.

Nach Dr. Staufers Auffassung damit der Notfallsanitäter Rechtsicherheit in der Morphin Gabe erlangt, bedarf es zitiere:" eindeutige und rechtlich abgesicherte Vorgaben und Handlungsabläufe".

Basierend auf die zitierte Aussage von Herrn Dr. Staufer und bei näherer Betrachtung der Handlungsempfehlungen Baden Württemberg, ist die Morphin Gabe nicht immer eindeutig geregelt.

Es ist davon auszugehen dass auf Grundlage der Handlungsvorgaben und der Stellungnahme des Bundesgesundheitsministeriums in Bezug auf die Morphin Gabe durch den Notfallsanitäter, nur Rechtssicherheit auf die in den Handlungsempfehlungen Baden Württemberg beschriebenen Krankheits- und Verletzungsbilder besteht.

Fraglich bleibt jedoch die Morphin Gabe durch Notfallsanitäter in Baden Württemberg in den speziellen Fällen (Krankheits- Verletzungsbilder wie zum Beispiel: Verbrennungen und thermische Schäden) die nicht in den schon genannten Handlungsempfehlungen beschrieben werden.

Zu C: Der Notfallsanitäter zwischen Leinlinien der Fachgesellschaften und die unvollständige Handlungsempfehlungen BW[9] und die fragliche Rechtssicherheit .

---

[7] S+K Verlag (Hrsg) (10.09.2015) Autor nicht angegeben, abgerufen am 11.10.2015
http://www.skverlag.de/rettungsdienst/meldung/newsartikel/bundesgesundheitsministerium-zur-opiatgabe-durch-notfallsanitaeter.html
[8] Dr. Andrea Staufer (Autor, Hrsg), abgerufen am 11.10.2015
https://staufer.de/blog/2015/08/morphin-gabe-durch-rettungsassistenten-und-notfallsanitaeter/

Wie bereits schon in der Einleitung erläutert, werden die Leitlinien anhand von Erfahrungen erstellt, haben also eine empirische Natur die gegeben Falls mehr oder weniger auf Evidenz basierend erstellt werden.

In Abhängigkeit der Evidenz werden die Leitlinien in Klassen eingestuft. In diesen Zusammenhang existieren unterschiedliche Klassifizierungssysteme.

Ein in Deutschland sehr anerkanntes, angewendetes System ist das Cochrane Colaboration[10] welches von der Evidenz Stufe Ia - die höchste Stufe die von der maximal Evidenz basierende randomisierte Studie ausgeht, bis zur Stufe IV die auf Meinungen und Überzeugungen von bekannten Autoren und Wissenschaftlern basiert.

Eine weitere Einteilung erfolgt in Abhängigkeit vom Fortschritt Leitlinien- Entwicklung, die eben beschriebene Einteilung erfolgt nach AWMF (Arbeitsgemeinschaft der Wissenschaftlichen Medizinischen Fachgesellschaften).

Die Einteilung durch die AWMF erfolgt von S1 bis S3.

S3 zitiere „ist eine Leitlinie di alle Elemente einer systematischen Entwicklung durchlaufen (Logik-, Entscheidungs- und Outcome-Analyse, Bewertung der klinischen Relevanz wissenschaftlicher Studien und regelmäßige Überprüfung)"[11].

Für Handlungsempfehlungen, gibt es keine Klassifizierung und die Erstellung basiert nur auf den Konsens des Gremiums welches mit dieser beauftragt wurde.

Folglich kann behauptet werden das Leitlinien einen höheren Stellenwert gegenüber den Handlungsempfehlungen einnehmen.

Fraglich ist der mögliche Umgang durch den Notfallsanitäter mit den Leitlinien und die damit verbundene Rechtssicherheit im Falle eines Haftungsanspruches.

Grundsätzlich werden die Leitlinien von Ärzten für Ärzte geschrieben.

Der Arzt untersteht eine Therapiefreiheit, und kann basierend auf wissenschaftliche Erkenntnisse auch von den Leitlinien abweichen.

Der Notfallsanitäter untersteht ebenfalls einer größeren Therapiefreiheit vorausgesetzt der Einhaltung seiner Sorgfaltspflicht, die Beherrschung der Maßnahmen, nachweisbar durch Aus- und

---

[9] Handlungsempfehlungen für Notfallsanitäter Baden-Württemberg
[10] Wikipedia (zuletzt aktualisiert 14.Okt.2015)Autor unbekannt , abgerufen am 21.10.15
http:// de.wikipedia.org/wiki/Medizinische_Leitlinie , (Evidenzklasse).
http://www.cochrane.de
[11] Wikipedia (zuletzt aktualisiert 14.Okt.2015)Autor unbekannt , abgerufen am 21.10.15
http:// de.wikipedia.org/wiki/Medizinische_Leitlinie , (Leitlinien Entwicklung).

Fortbildung und die Aufklärung des Patienten über die Durchführung und mögliche Komplikationen.

Dies versichert immer noch keine eindeutige Rechtsicherheit

Anders als beim Arzt ist es den Notfallsanitäter, aus haftungsrechtlichen Gründen zu empfehlen, sich an Leitlinien oder den Handlungsempfehlungen zu halten.

Durch zum Teil erhebliche Unterschiede, zwischen den Leitlinien der ärztlichen Fachgesellschaften und den Handlungsempfehlungen Baden Württemberg und auch die schon beschriebene Unvollständigkeit dieser letzten , wird der Notfallsanitäter immer wieder im rechtsunsicheren Bereich handeln müssen.

Die Handlungsempfehlungen BW[12] beschreiben keine Handlungsabläufe betreffend alle Möglichkeiten der Intoxikation, Beispiele wie: Opiat und Benzodiazepine Intoxikation, Rauchgasintoxikation.

Die Unvollständigkeit führt den Notfallsanitäter zur Notwendigkeit sich an andere Leitlinien halten zu müssen. In diesem Fall sollten wenn möglich Leitlinien der Evidenz- Stufe Ia, aus der Cochrane Colaboration[13] und S3 Leitlinien von der AWMF [14] um als Grundlage möglichst sichere wissenschaftliche Erkenntnisse für die Handlungsabläufe zu nutzen.

---

[12] Baden Württemberg
[13] http://www.cochrane.de
[14] Arbeitsgemeinschaft der Wissenschaftlichen Medizinischen Fachgesellschaften

Zusammenfassung

Grundsätzlich lässt sich folgende Schlussfolgerung schlissen: Die Handlungsempfehlungen sind ein guter erster Schritt in die richtige Richtung um der Berufsausübung des Notfallsanitäter eine stabile Basis zu geben.

Jedoch müssen noch einige weitere Veränderungen und Ergänzungen folgen damit der Notfallsanitäter zukünftig sich immer größerer Rechtssicherheit erfreuen darf.

Die, von Notfallsanitäter zu verabreichende, Medikamente (Morphin, Ketamin , Midazolam, Novamin) müssen in einen eigenen, Krankheitsbild unabhängigen, Algorithmus eingebettet werden, um bestmögliche und individuelle Versorgung durch den Notfallsanitäter zu ermöglichen. Die Krankheits- und Verletzungsbilder die nicht in den Handlungsempfehlungen berücksichtigt worden sind entweder ergänzend in die Empfehlungen aufnehmen oder einen Verweis auf entsprechende anerkannte Leitlinien der Fachgesellschaften in den Handlungsempfehlungen aufnehmen.

Die bestehenden Handlungsempfehlungen an zum Beispiel die S3 Leitlinien[15] oder anderen Nationalen oder Internationalen anerkannten Leitlinien anpassen.

Die Handlungsempfehlungen sollten eine Gültigkeit von maximal 2-3 Jahre haben damit eine ständige Aktualisierung garantiert wird

Mit diesen Verbesserungen kommt dem Innenministerium und dem beauftragten Experten- Gremium eine Mammut- Aufgabe die dem Bürger in Baden Württemberg die Bestmöglichste medizinische Notfallversorgung garantiert.

Die Notfallsanitäter und die in der Ausbildung sollten, unabhängig von der Arbeit des Innenministeriums und dessen herausgegebenen Handlungsempfehlungen, immer in der Lage sein auch die Leitlinien der ärztlichen Fachgesellschaften zu betrachten und in den eigenen Handlungen individuell einzubeziehen, um auch die nötige Flexibilität einzutrainieren und Handlungssicherheit zu erlangen.

Es erscheint eine utopische Vorstellung, jedoch rückt die in Realität immer näher, beim Betrachten der Fortschritte die jetzt schon erzielt worden sind, vom Rettungsassistenten ohne festgeschriebenen Handlungsempfehlungen, zum Notfallsanitäter mit Handlungsempfehlungen und Kompetenzen in der Ausführung festgelegter heilkundlicher Maßnahmen.

Aus diesem Grund sollte die anfangs utopisch erscheinende Vorstellung immer als Ziel beibehalten werden um auch eine Verbesserung anstreben zu können die Anfangs unmöglich erscheint.

---

[15] Wikipedia (zuletzt aktualisiert 14.Okt.2015)Autor unbekannt , abgerufen am 21.10.15
http:// de.wikipedia.org/wiki/Medizinische Leitlinie , (Leitlinien Entwicklung).

Der Notfallsanitäter als Beruf entwickelt sich auf lange Zeit zum selbstständig, selbstverantwort-
lich, flexibel, arbeitenden „Notfalltherapeuten" dem als Grundlage für seinen Handeln eine Reihe
an Handlungsempfehlungen, Leitlinien zur Verfügung stehen werden.

Somit wird ebenfalls die Bedeutung des Umgangs mit Leitlinien und Handlungsempfehlungen und
deren flexible Anwendung in der Ausbildung des Notfallsanitäters ersichtlich.

Interessant wäre, in der Ausbildung zum Notfallsanitäter, das Aufnehmen eines Themas:
Die detaillierte Kenntnisse, der flexibler Umgang und das Praktisches Anwenden, nicht nur der
Handlungsempfehlungen sondern auch ausgewählter Leitlinien der Fachgesellschaften.

Eine Möglichkeit dieses Thema in die Ausbildung aufzunehmen wären das integrieren in den
Lernfeldern 7 und 8, des Rahmenlehrplan zur Ausbildung zum Notfallsanitäter/ zur Notfallsanitäte-
rin in Baden- Württemberg[16].

Ausblick

Eine Weiterentwicklung der Handlungsempfehlung Baden- Württemberg wird unumgänglich sein
um das Handwerkzeug des Notfallsanitäters zu verbessern und um eine Eigenständige verantwor-
tungsvolle Arbeit zu ermöglichen.

Im Hinblick auf den Ärztemangel der in Deutschland, welches schon an der Tagesordnung ist, wird
es unvermeidlich sein dem Notfallsanitäter als eigenständiger „Therapeut" zu betrachten der nur in
aller letzter Not die Mitwirkung des Notarztes anfordert.

Aus diesem Grund ist eine Anpassung der Handlungsabläufe für Notfallsanitäter an die Leitlinien
ärztlicher Fachgesellschaften notwendig, um die nahtlose Übernahme durch den Notarzt gewähr-
leisten zu können und somit auch gegenseitiges Fachliches Verständnis zu erzeugen.

Ein weiterer Schritt um dieses Verständnis zu verstärken wäre auch eine Integration der weiterent-
wickelten Handlungsempfehlungen für Notfallsanitäter in die Notarzt Ausbildung um im Einsatz
den Konsens noch zu verstärken.

---

[16] Rahmenlehrplan, Baden Württemberg Ministerium für Arbeit und Sozialordnung, Familie und Senioren (HRSG)

Quellenangabe

https://www.kreissteinfurt.de

Steinfurt Dr. Karl-Heinz Fuchs (23.April 2015)Algorithmen zur Notfallversorgung

http://www.skverlag.de/rettungsdienst/meldung/newsartikel/rkish-beginnt-mit-morphin-gabe-durch-den-rettungsdienst.html

S+K Verlag (hrsg)(31.08.15) Autor nicht angegeben.

DRK Rettungsdienstschule Niedersachsen

http://www.Rettungsschule.de/unser Kursangebot/Ausbildung/Notfallsanitäter/

Kultusministerium / Landesschulbehörde / Landesausschuss Rettungsdienst Niedersachsen(2015) .

Kultusministerium Sachsen (Hrsg).

S&K Verlag

http://www.skverlag.de/rettungsdienst/meldung/newsartikel/bundesgesundheitsministerium-zur-opiatgabe-durch-notfallsanitaeter.html

Dr. Andreas Staufer Rechtsanwaltskanzlei

https://staufer.de/blog/2015/08/morphin-gabe-durch-rettungsassistenten-und-notfallsanitaeter/

https://de.wikipedia.org/wiki/Medizinische_Leitlinie

Cochrane Deritschland

http://www.cochrane.de

AWMF (Arbeitsgemeinschaft der Wissenschaftlichen Medizinischen Fachgesellschaften e.V.)

http://www.awmf.org/leitlinien/aktuele-leitlkinien.html

Rahmenlehrplan, Baden Württemberg Ministerium für Arbeit und Sozialordnung, Familie und Senioren (HRSG)

Handlungsempfehlungen für Notfallsanitäterinnen und Notfallsanitäter in Baden-Württemberg

Sozialministerium Baden- Württemberg

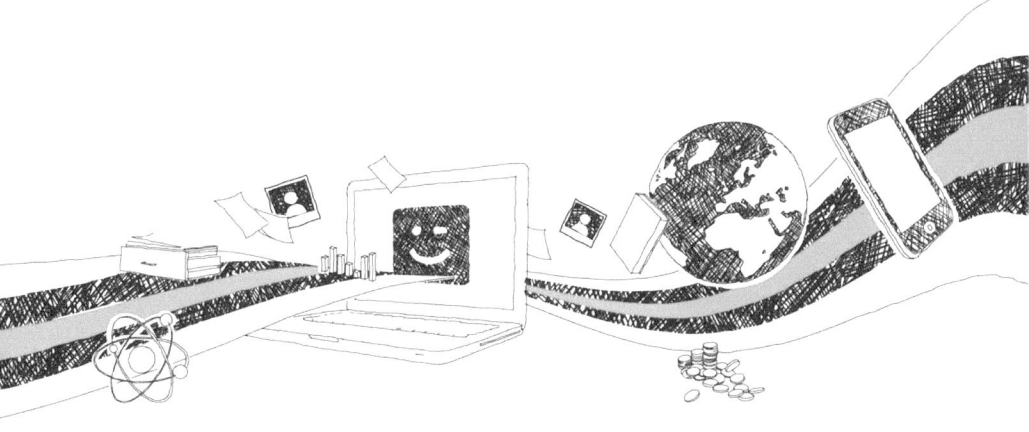
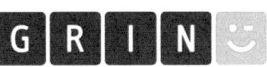